AF341005

CONTRIBUTION A LA PHYSIOLOGIE PATHOLOGIQUE

DE

L'ANASARQUE CHEZ LE CHEVAL

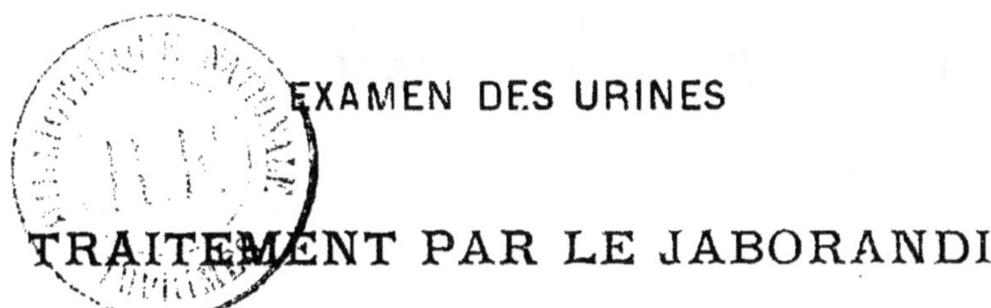

EXAMEN DES URINES

TRAITEMENT PAR LE JABORANDI

Par M. ALBERT ROBIN

INTERNE ET LAURÉAT DES HÔPITAUX DE PARIS

LAURÉAT DE L'INSTITUT DE FRANCE

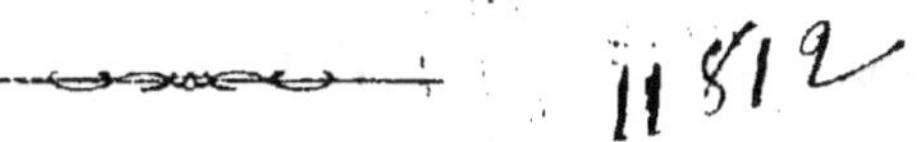

PARIS

TYPOGRAPHIE DE Vᵉˢ RENOU, MAULDE ET COCK

144, RUE DE RIVOLI, 144

1876

L'ANASARQUE CHEZ LE CHEVAL

EXAMEN DES URINES

TRAITEMENT PAR LE JABORANDI

J'ai entrepris, sous la direction de M. le professeur Henri Bouley, de l'Institut, une série d'études sur les applications de l'*Urologie clinique* à la médecine vétérinaire et je me propose de mettre sous les yeux des lecteurs du *Recueil* les principaux résultats obtenus, surtout quand ceux-ci auront trait à des questions encore controversées.

En avril dernier, M. Trasbot publiait dans les *Archives vétérinaires* un article sur la physiologie pathologique de l'*anasarque* chez le cheval. Passant en revue les diverses théories proposées pour expliquer la nature de ce processus morbide, le professeur d'Alfort les réduit à quatre groupes principaux :

1° L'anasarque est-elle une maladie inflammatoire ?

2° Est-ce une altération du sang, consécutive à la suppression de la transpiration ? (Opinion de M. H. Bouley.)

3° Est-ce le résultat d'une néphrite parenchymateuse ? (Oreste.)

4° Est-ce une affection de l'appareil circulatoire ?

M. Trasbot étudie et discute ces quatre théories. Il invoque des preuves physiologiques, cliniques, histologiques, chimiques, etc., pour éliminer les trois premières et conclut, en dernier lieu, que l'anasarque idiopathique est simplement un *trouble fonctionnel de l'appareil circu-*

latoire, primordialement constitué par une paralysie momentanée des capillaires et dont la cause ordinaire est le refroidissement. (H. Bouley.)

Les faits sont précis, l'argumentation est serrée et cette conclusion, logiquement formulée, n'offre en apparence aucune prise à la critique.

Mais parmi les arguments que met en avant M. Trasbot pour repousser les opinions de M. Bouley et de M. Oreste, il en est un sur lequel il insiste d'une façon toute particulière et qui forme l'une des bases principales de la discussion, c'est que l'urine des chevaux atteints d'anasarque ne renferme jamais d'albumine. Or, mon excellent ami M. Blanc, médecin-vétérinaire de la Compagnie des Petites-Voitures, a eu l'obligeance de me montrer un cas d'anasarque qui, d'après son avis, devait être considéré comme un type de cette maladie, et j'ai pu constater la présence de l'albumine dans l'urine du malade, vingt-quatre heures environ après le début des premiers accidents.

Bien qu'il soit loin de ma pensée de vouloir fonder quoi que ce soit sur un cas isolé, j'ai tenu à en rappeler les détails, d'autant plus que les analyses de l'urine ont révélé un certain nombre de faits qui, s'ils sont confirmés par une plus grande quantité d'observations, seront peut-être utilisés plus tard, pour compléter la physiologie pathologique de l'affection qui nous occupe.

L'observation du malade a été prise avec grand soin par M. Blanc qui avait saisi cette occasion pour expérimenter *l'action thérapeutique du jaborandi*. Je transcris ici la Note qu'il a bien voulu me remettre.

OBSERVATION

ANASARQUE. — TRAITEMENT PAR LE JABORANDI. — MORT

Le 18 avril dernier, on présenta à ma visite un cheval de neuf ans qui avait refusé son avoine du matin ; il avait travaillé la veille sans que le cocher eût rien remarqué d'anormal.

La marche est difficile, les reins sont raides, l'habitude extérieure semblable à celle d'un cheval surmené.

Prescription. — Frictions irritantes sur les membres, administration de breuvages excitants.

Dans l'après-midi, les membres postérieurs présentent un léger engorgement qui monte jusqu'au jarret.

La conjonctive est jaune, et on aperçoit sur la gauche deux petites taches pétéchiales.

Le pouls est fréquent, mais très-petit.

L'animal a d'ailleurs conservé un certain appétit.

Le diagnostic est devenu facile. Le malade est atteint d'anasarque.

19 *avril.* — La température est de 40.

On compte par minute 12 respirations seulement, mais elles sont profondes et entrecoupées ; le pouls est toujours très-faible.

Les quatre membres sont envahis par l'œdème, les antérieurs jusqu'aux genoux, les postérieurs jusqu'au milieu de la jambe ; et la peau de ces régions laisse suinter ça et là des gouttelettes de sang.

De nombreuses pétéchies existent sous les replis de l'aile interne du nez.

A midi 25 minutes (la température étant de 40 degrés), on administre 50 grammes de *jaborandi* préparé suivant le procédé indiqué par M. Albert Robin.

Les feuilles pilées dans un mortier sont mises en macération pendant douze heures dans un demi-décilitre d'alcool. Après avoir décanté, on fait avec ces mêmes feuilles une infusion que l'on administre, additionnée de l'alcool qui a servi à la macération.

Une heure après l'administration de ce médicament, la muqueuse buccale est sèche, blanchâtre, puis, au bout de quelques instants, la salivation apparaît sous forme de filets qui, partant des commissures, tombent sur le sol.

La respiration est très-accélérée (30 par minute) ; le pouls très-vite (90).

La température est de 40 $4/10$.

L'animal très-agité, anxieux, paraît souffrir et se couche. Expulsion de crottins très-abondamment recouverts de mucosités. Hypersécrétion de la muqueuse nasale et des glandes lacrymales.

La salivation est devenue très-abondante ; la bouche est remplie de salive rendue mousseuse par une sorte de mouvement de succion auquel se livre l'animal, et qui s'entend à distance. Pas la moindre sudation.

A 4 h. 45 minutes, tous ces phénomènes ont disparu. Le malade est redevenu calme et prend un barbotage.

La température est alors de 39 $3/10$.

La respiration à 15.

20 *avril.* — Dans la matinée, la respiration varie de 20 à 30. La température de 39 $8/10$ à 40, et le pouls se maintient de 80 à 90.

La conjonctive et la muqueuse nasale sont complétement couvertes de pétéchies; du sang découle par les naseaux et la commissure interne des deux yeux.

La respiration est difficile et sifflante en raison des désordres qui existent dans les cavités nasales.

Les crottins sont recouverts d'abondantes mucosités et de stries sanguines.

A 1 h. 45 minutes (la température étant de 39 $^8/_{10}$), on administre une nouvelle dose de jaborandi (50 grammes).

Vingt minutes après l'injection du médicament, l'animal est pris de coliques, il frappe du pied, enlève la paille de sa litière, cherche à se coucher, se relève, etc. — Ces symptômes durent environ quarante minutes avec une grande intensité.

Sa bouche est sèche, chaude, la langue pâteuse.

A 3 heures, la peau de l'encolure du côté gauche est couverte de sueurs, et deux plaques humides existent aussi sur les hanches. Sur tout le corps on peut constater une moiteur évidente de la peau qui est agitée de trémoussements semblables à des frissons.

Respiration, 35. Pouls, 80.

Température, 40 $^2/_{10}$.

Après quelques minutes, la bouche devient humide, et la salive mousseuse s'échappe en filets par chaque commissure.

A 4 h. 45 minutes, la salivation a disparu; elle a duré moins longtemps que la veille. La température est redescendue à 40 et la respiration à 15.

L'engorgement des membres postérieurs a augmenté en volume et en étendue; il remonte jusqu'au fourreau et sous le sternum. L'animal gratte encore du pied et semble éprouver du prurit au membre postérieur droit qu'il lève sans cesse et cherche à atteindre avec ses dents.

On fait des injections détersives dans les cavités nasales.

21 *avril*. — L'extrémité inférieure de la tête est envahie par un engorgement considérable; les œdèmes des membres et du sternum ont presque disparu complétement.

Pouls, 96. Température, 38 $^9/_{10}$.

A 2 heures, l'engorgement de la tête monte jusqu'au dessous des yeux; la difficulté de la respiration augmente. L'animal semble avoir encore des douleurs abdominales et frappe le sol avec le pied. Il fait des efforts pour boire son barbotage.

L'odeur de gangrène se perçoit de distance.

Injections aromatiques dans les cavités nasales.

22 *avril*. — Plaques œdémateuses sur la croupe, sur les côtés, sur l'épaule gauche.

L'engorgement de la tête a augmenté, les paupières du côté droit sont envahies et l'œil complétement fermé. Élimination de plaques gangrenées par les cavités nasales et difficulté plus grande de la respiration. Expulsion de gaz fétides par l'anus béant.

Pouls à 98. Température 38 $^5/_{10}$.

Respiration très-lente et très-pénible. L'aile interne de chaque naseau est traversée d'un ruban réuni sur le chanfrein à celui du côté opposé. Le sifflement disparaît.

Le soir, la température est remontée à 40 $^4/_{10}$. La prostration est extrême et la mort survient dans la nuit par infection putride.

Le cadavre ayant été enlevé par erreur, l'autopsie n'a pu être faite.

Il ne paraît pas inutile de faire ressortir la *marche si rapide* de la maladie dans le cas qui vient d'être relaté : on peut encore noter l'*élévation considérable de la température dès le début de l'affection.*

Quant au *jaborandi*, il a suffi d'une dose de 50 grammes pour donner naissance à une abondante salivation, et les professeurs Oreste et Guzzoni, de l'École vétérinaire de Milan, disent n'avoir obtenu d'effet sensible qu'en l'administrant au cheval à la dose de 100 à 150 grammes. Cette contradiction apparente des faits trouve son explication dans le mode tout différent de préparation employé dans les deux cas. Ces deux expérimentateurs, en effet, donnaient le jaborandi sous forme d'infusion tiède, tandis que nous avons administré l'infusion en même temps que l'alcool dans lequel les feuilles avaient macéré pendant douze heures.

Après la deuxième dose du médicament, il s'est produit un commencement de sudation.

Le jaborandi a donc déterminé les effets suivants :

Coliques intenses, agitation et anxiété, élévation de la température au début, accélération de la respiration et du pouls, mais la température, la respiration et le pouls descendirent au bout de quelque temps au-dessous de leur point de départ; sécheresse de la bouche, bientôt suivie d'une abondante salivation; hypersécrétion des glandes lacrymales, des muqueuses nasales et intestinales. Commencement de sudation et frisson très-accentué sur toute la surface cutanée. Tous ces effets offrent la plus grande analogie avec ce que M. Albert Robin a constaté chez l'homme et chez les animaux. Mais c'est la première fois que l'on observe chez le cheval de la sudation dans l'action du jaborandi.

J'en arrive à l'examen des *urines* qui ont été recueillies :

1° Avant l'administration du jaborandi, le 19 avril au matin;

2° Après la cessation de l'action du médicament, le 19 avril au soir;

3° Le 20 avril au matin.

Voici le résumé des analyses :

Urine N° 1. — *Couleur* jaune foncé; *aspect* très-trouble; *consistance* assez visqueuse pour que le liquide s'écoule presque en masse et colle au doigt; *odeur* aromatique normale de l'urine de cheval :

Sédiment pulvérulent blanchâtre peu abondant; le liquide abandonné pendant un temps assez long ne s'éclaircit en aucune façon.

Densité	1035
Réaction	Acide.
Urée	25 grammes par litre.
Chlorures	1ᵍʳ.60 —
Acide phosphorique	0ᵍʳ.61 —
Mucus	Très-abondant.
Albumine	Notable par la chaleur.
—	Abondante par l'acide nitrique.
Acide urique	0ᵍʳ.50 *environ.*
Acide hippurique	Ne paraît pas avoir beaucoup varié.
Urochrome	Normal.
Indigose	Traces.
Hémaphéine	Évidente.
Uroérythrine	*Id.*

L'acide nitrique produit du *givre d'urée* et donne à l'urine une coloration rougeâtre.

Au microscope. — Grande quantité d'*oxalate de chaux : desquamation rénale* assez notable : les cellules sont fort altérées, déformées, granuleuses, pigmentées. — Un peu de *graisse libre.*

Urine N° 2. — Mêmes caractères physiques.

Réaction	Très-acide.
Densité	1033
Urée	22.33
Chlorures	1.80
Acide phosphorique	0.50
Mucus, albumine, acide urique et *hippurique*	N'ont pas sensiblement varié.
Urochrome	Normal.
Indigose	Assez abondant.
Hémaphéine	*Id.*
Uroérythrine	*Id.*

L'acide nitrique ne produit *pas de givre d'urée* et donne à l'urine une teinte bleu pâle.

Au microscope. — Cristaux d'*oxalate de chaux;* les gouttelettes de *graisse libre* sont beaucoup plus abondantes qu'hier : la *desquamation rénale* paraît aussi encore augmentée : à côté des cellules pigmentées, on trouve une assez grande quantité d'*amas pigmentaires* noirâtres.

Urine N° 3. — *Coloration* rougeâtre prononcée (hémaphéisme); *aspect* plus trouble encore; même viscosité; même *odeur.*

Réaction	Très-acide.
Densité	10.43
Urée	35 grammes.
Chlorures	1ᵍʳ.70
Acide phosphorique	0.80
Mucus, albumine	Même proportion.
Acide urique	A un peu augmenté (¹/₂ mill. de diaphragme).
Acide hippurique	Paraît plus abondant.
Urochrome	Diminué.
Indigose	Abondant.
Hémaphéine	Id.
Uroérythrine	Traces.

L'acide azotique produit *du givre d'urée* en grande quantité et donne à l'urine une coloration rouge violacé. Au bout de vingt-quatre heures, dépôt assez abondant formé de cristaux d'*acide urique* et *d'acide hippurique.*

Au microscope. — Cristaux d'*oxalate de chaux :* beaucoup de *graisse libre.* La *desquamation rénale* paraît être moins abondante ; quelques cristaux d'*urate d'ammoniaque* et de *phosphate ammoniaco-magnésien.*

Dans l'interprétation de ces examens d'urine, je laisse de côté un certain nombre de points dont la valeur peut être encore discutable.

Les variations de l'*urée*, des *chlorures*, de l'*acide phosphorique*, l'augmentation de la *densité*, résulteraient aussi bien d'une diminution dans la quantité de l'urine rendue dans un espace de temps donné que des modifications particulières de la nutrition ou des dédoublements intra-organiques; il faudrait pour tenir compte de ces résultats savoir exactement à quel taux s'élève la quantité d'urine rendue en vingt-quatre heures.

L'augmentation du *mucus*, la *viscosité* si remarquable du liquide, sont en relation ou bien avec cette diminution de quantité ou bien avec la desquamation des voies urinaires.

L'*acide urique* et la *réaction* très-acide de l'urine sont manifestement dus au défaut d'alimentation normale et à une autophagie assez accusée (1).

Enfin, l'*indigose* est trop fréquente dans l'urine des herbivores à l'état normal pour qu'il soit permis d'en tenir compte lorsque ses oscillations ne sont pas extrêmement marquées.

Je ne m'occuperai donc que des résultats absolus et dont la valeur peut-être appréciée en dehors de la question de quantité, à savoir:

1° La présence de l'albumine ;

2° La présence de la graisse libre ;

3° La présence des amas pigmentaires.

Il est difficile que cet ensemble de caractères tienne uniquement à un trouble fonctionnel et mécanique de l'appareil circulatoire ou qu'il dépende même, dans le cas actuel, des phénomènes secondaires de la maladie.

L'albumine, qui constitue le fait capital de cette observation, ne peut pas avoir été déterminée par la résorption des exsudats albuminoïdes qui forment la sérosité de l'anasarque ; elle n'est pas apparue non plus sous l'influence de l'asphyxie, de l'infection putride ou de l'une quelconque des complications de la maladie, en un mot, d'une altération secondaire du sang, car l'urine était albumineuse vingt-quatre heures environ après le début des premiers accidents, alors que l'œdème était en voie d'accroissement, qu'aucune complication appréciable n'était encore survenue et que rien ne faisait prévoir la marche si rapide de l'affection.

Dans l'hypothèse d'un simple trouble circulatoire, il serait plus plausible d'invoquer une congestion très-active des reins, comme celle qui

(1) J'ai constaté cet acidité de l'urine dans la morve, la péripneumonie, l'influenza, etc. Les malades ont été observés par M. le docteur Paul Bouley, et nous seront bientôt en mesure de publier les résultats généraux que nous avons obtenus.

doit infailliblement se produire au moment où la peau couverte de sueurs subit l'impression du froid et quand les déchets organiques qui s'éliminent par l'enveloppe cutanée surchargent les reins d'un travail supplémentaire.

Cet élément entre certainement pour une part dans la genèse de l'albuminurie, mais je ne crois pas qu'il soit le seul; car, d'une part, il ne saurait expliquer la présence de la graisse libre, de l'hémaphéine, de l'uroérythrine et des amas pigmentaires, et, d'autre part, une simple congestion mécanique devrait cesser au moment où le réseau vasculaire cutané, un instant contracté, se dilate, s'engorge et se rompt même en quelques points, lors de la réaction, sous l'apport exagéré du sang.

En dernière analyse et sans nier l'existence d'un trouble mécanique de la circulation, je crois qu'il est nécessaire d'admettre un autre facteur pathogénique de l'anasarque.

M. Trasbot a examiné avec soin les reins des sujets dont il a eu à faire l'autopsie sans jamais rencontrer les lésions de la néphrite parenchymateuse, et l'analyse de l'urine s'accorde assez bien avec cette manière de voir ; mais les raisons que le professeur d'Alfort donne pour éliminer une altération du sang dès le début de la maladie sont bien loin d'être concluantes; or, le syndrome urologique du cas d'anasarque que nous avons examiné, ne pouvant avoir été produit seulement par un simple trouble mécanique (graisse, hémaphéine, albumine persistante, etc.) et n'étant pas causé par une affection brightique, doit donc probablement reconnaître comme second facteur une altération du sang.

Il est impossible, avec le peu de données que j'ai réunies, de soupçonner quelle peut être la nature de cette altération.

Les causes qui déterminent le passage de la graisse dans l'urine sont trop mal connues pour qu'on mette ce fait en rapport direct avec une lésion particulière du liquide sanguin ou des organes lymphoïdes et hématopoïétiques; mais l'origine de l'hémaphéine et des amas pigmentaires est mieux connue.

On sait, depuis les travaux de M. le professeur Gubler, qu'elle est un dérivé de l'hémoglobine et que son passage dans l'urine indique soit une destruction exagérée des globules rouges, soit une insuffisance du foie qui transforme en pigment biliaire les globules normalement détruits. Comme le foie paraît intact dans l'anasarque, les recherches ultérieures devraient peut-être porter sur les proportions relatives du sérum et des globules rouges, et dans des observations de ce genre le compte-globules ne remplacera jamais la balance lorsqu'il s'agira surtout de faibles variations.

En résumé, l'étude de notre observation permet de formuler les *conclusions* suivantes, dont je restreins la valeur au cas type qui leur sert de base :

1° Il n'est pas possible de réduire la pathogénie de ce cas d'anasarque à un simple trouble mécanique de l'appareil circulatoire.

2° S'il est vrai que ce trouble circulatoire ait joué un rôle dans la genèse de la maladie, il ne suffit pas pour expliquer les modifications de l'urine qui reconnaissent alors un second facteur.

La nature de ces modifications ferait pencher du côté d'une altération du sang, ce qui confirmerait d'ailleurs l'opinion émise par M. le professeur Bouley dans le tome Ier du *Nouveau dictionnaire de médecine et de chirurgie vétérinaires.*

69578 PARIS. — Typographie de V^{es} RENOU, MAULDE et COCK, rue de Rivoli, 144.

www.ingramcontent.com/pod-product-compliance
Lightning Source LLC
LaVergne TN
LVHW021101050726
842519LV00005B/1785

9 782329 303123